INJECTION D'EAU

DANS LA

CAVITÉ PÉRITONÉALE

COMME TRAITEMENT DE LA

PÉRITONITE AIGUË

PAR

A. NETTER

Bibliothécaire de la Faculté de Médecine de Nancy
Médecin principal en retraite, Officier de la Légion d'honneur
Lauréat de l'Académie des Sciences, etc.

PARIS

BERGER-LEVRAULT & Cie, LIBRAIRES-ÉDITEURS

Rue des Beaux-Arts, 5

MÊME MAISON A NANCY

1875

INJECTION D'EAU

DANS LA

CAVITÉ PÉRITONÉALE

NANCY, IMPRIMERIE BERGER-LEVRAULT ET Cie.

INJECTION D'EAU

DANS LA

CAVITÉ PÉRITONÉALE

COMME TRAITEMENT DE LA

PÉRITONITE AIGUË

PAR

A. NETTER

Bibliothécaire de la Faculté de Médecine de Nancy
Médecin principal en retraite, Officier de la Légion d'honneur
Lauréat de l'Académie des Sciences, etc.

PARIS

BERGER-LEVRAULT & Cie, LIBRAIRES-ÉDITEURS

Rue des Beaux-Arts, 5

MÊME MAISON A NANCY

—

1875

INJECTION D'EAU

DANS LA

CAVITÉ PÉRITONÉALE

comme traitement de la

PÉRITONITE AIGUË

Explications préliminaires.

Chacun sait que dans l'inflammation de la muqueuse nasale, coryza, les premiers liquides sécrétés sont d'ordinaire d'une *âcreté* telle qu'ils corrodent, à l'orifice des narines, la peau sur laquelle ils s'écoulent ; or, m'appuyant sur divers faits que je ferai connaître, je crois qu'il en est de même pour les premiers liquides sécrétés dans l'inflammation des *séreuses*, notamment dans la *péritonite*, et conséquemment l'indication thérapeutique serait, ou bien de faire écouler ces liquides au dehors, ou bien de les délayer sur place dans une suffisante quantité d'eau tiède, double traitement employé contre les poisons irritants. Déjà en 1867, j'ai émis cette idée devant la *Société de médecine de Strasbourg*, dans le cours d'une discussion sur un fait d'ovariotomie relaté par M. Kœberlé, et dont je donne le résumé dans le présent travail. Depuis cette époque, je me suis souvent demandé pourquoi on ne pratiquerait pas les injections intra-abdominales dans la péritonite *puerpérale*, maladie si meurtrière avec les autres remèdes, et j'ai tenté de propager mon idée dans des conversations entre confrères ; mais l'accueil fait ne me permettait pas d'insister, quand, il y a quelques mois, le hasard porta à ma connaissance un document du siècle dernier, relatif à des expériences pratiquées sur les animaux, chiens et chats.

Après avoir largement incisé le ventre, on piquait la vésicule du fiel et on laissait la bile s'écouler dans l'intérieur de la cavité, puis on plaçait une ligature autour du col de la vésicule. Dans la pensée de l'auteur de ces opérations, une péritonite devait en être la suite certaine. Cela fait, il fermait la plaie abdominale par des points de suture éloignés entre eux, et, par les interstices, il pratiquait des injections d'eau tiède. Or, tous les animaux, au nombre de quatre, ont guéri parfaitement sans accidents autres que quelques vomissements. C'est en 1767 qu'un médecin de notre marine, nommé *Herlin,* a fait ces expériences consignées par lui dans un mémoire que je rapporterai textuellement.

Muni de ce document, je résolus de soumettre la question à une discussion publique et, à cet effet, je viens de la produire devant la *Société de médecine de Nancy.* Si la première impression ne m'a pas été favorable, je crois pouvoir dire, sans crainte d'être démenti, que le cours de la discussion a amené en ma faveur un revirement sensible. Entre autres objections qui m'ont été adressées, il en est une dominante que je dois reproduire avec la réponse que j'ai faite.

Les animaux, m'a-t-on dit, les chiens notamment, contractent rarement la péritonite; c'est ainsi qu'à la chasse, si un chien est éventré par l'animal poursuivi, on se borne à lui recoudre lâchement la plaie, et il guérit sans autres soins.

RÉPONSE. — Pendant la dernière guerre, les Allemands ont remarqué avec étonnement que, chez leurs blessés, de vastes plaies abdominales guérissaient sans accidents intercurrents, tandis que d'autres plaies pénétrantes, petites et en apparence insignifiantes, amenaient souvent une péritonite mortelle. Examen fait, la différence tenait précisément au liquide sécrété, qui, dans les plaies vastes, s'écoulait au dehors, tandis qu'avec les petites plaies, il demeurait retenu dans l'intérieur. Et maintenant on comprend pourquoi, chez les animaux, la péritonite traumatique est bien plus rare que chez l'homme, à cause des différences provenant de *l'attitude.* Quand un animal, blessé au ventre, se tient debout, le liquide sécrété s'écoule au dehors par la plaie, tandis que chez l'homme il tombe dans le bassin; de même, dans la position couchée, le décubitus étant chez l'animal plus abdominal et chez l'homme plus dans le sens dorsal; aussi quand, chez le chien, une péritonite surgit à la suite de quelque perforation intérieure sans plaie abdominale, l'inflammation est-elle aussi grave que chez l'homme. (Voir sur ce dernier point d'ARBOVAL, *Dict. de méd. vétér.*)

Une autre critique, concernant l'application de la méthode dans la fièvre puerpérale, me reprochait de vouloir encore aggraver la maladie interne de tous les dangers d'un important traumatisme. Or, m'appuyant sur certains enseignements de M. Stoltz, je crois avoir démontré que le traumatisme proposé ne pouvait qu'être avantageux. En effet, d'après notre maître si autorisé, les complications externes, phlébite externe, abcès métastatiques, sont des accidents heureux. L'érysipèle surtout, apparaissant sur le ventre, s'étendant au large, gagnant même la face, est considéré par lui comme favorisant la guérison, et quand M. Stoltz fait appliquer un vésicatoire sur le ventre, c'est dans le but de provoquer un érysipèle curatif. (*Description de la fièvre puerpérale*, thèse de Sieffermann, Strasb., 1862.) Partant de là, et l'abdomen étant incisé, on doit s'attendre à ce que les liquides péritonéaux s'écoulant détermineront l'érysipèle, comme la chose se voit dans les opérations de M. Kœberlé. (*Gazette médicale*, janvier 1867.)

Cependant, mon but étant autre, puisqu'il ne s'agit que d'amener une suffisante quantité d'eau dans la cavité péritonéale, j'ai dû me demander si l'on ne pourrait pas déterminer artificiellement une *ascite*, soit *en injectant de l'eau dans les veines*, comme dans le choléra, soit, plus simplement, en pratiquant *des irrigations continues dans l'utérus*.

Mon travail se compose des communications successives que j'ai faites à notre Société de médecine, et, au bas des pages, l'on trouvera des notes justifiant les assertions qui ont été l'objet de critiques. La dernière de ces communications intéressera particulièrement, je l'espère, les ovariotomistes; car je crois y démontrer que leur théorie de la septicémie est tout à fait fausse, et que leur pratique pourrait être considérablement simplifiée.

Un dernier mot sur une question de priorité. En lisant, ces jours derniers, la discussion sur la fièvre puerpérale devant l'Académie de médecine en 1858, j'ai vu, non sans étonnement, par une critique de Velpeau, que déjà M. *Jules Guérin* a proposé l'incision abdominale sous-cutanée et les injections intra-péritonéales d'eau tiède(1). L'avenir fera la part de chacun; en attendant, c'est l'utilité de la méthode qu'il s'agit de démontrer.

(1) Comptes rendus de l'Académie des sciences 1858.

I

De la possibilité de guérir la péritonite aiguë en injectant de l'eau tiède dans la cavité péritonéale (1).

En 1867, à la Société de médecine de Strasbourg, notre célèbre confrère, M. Kœberlé, a lu la relation d'un cas d'ovariotomie, opération à la suite de laquelle s'est déclarée une péritonite devant en apparence être mortelle. Le lendemain soir de cette constatation, M. Kœberlé remarqua, dans le flanc droit, une matité de la largeur de la paume de la main, matité qui le matin, nonobstant un examen minutieux, n'avait pas été notée. Évidemment, s'est dit notre confrère, il y a là une collection de sérosité en voie de formation depuis environ quinze heures. Sur-le-champ le hardi chirurgien pratiqua au centre de la matité une incision de sept centimètres et ouvrit le péritoine, ce qui amena l'écoulement d'environ 150 grammes de sérosité rougeâtre, analogue à celle que l'on observe dans la péritonite récente. Or, une amélioration s'ensuivit immédiatement, le lendemain tout danger avait disparu, et la femme guérit parfaitement. M. Kœberlé, appréciant le fait, attribua la gravité de la péritonite à la présence de ce liquide rougeâtre : celui-ci s'étant écoulé, le mal a cédé aussitôt.

On comprend quelle surprise a dû exciter cette manière de voir. Comment! le liquide qui se sécrète au début des péritonites aurait des propriétés si pernicieuses! Et pourquoi? Parce que le liquide péritonéal, disait M. Kœberlé, se trouve en contact avec le tube digestif renfermant des matières fécales et que dans ce rapport il contracte rapidement des propriétés septiques. Mais s'il en est ainsi, il faudrait dans toute péritonite, même dans la puerpérale, ouvrir le ventre aux malades et débarrasser la cavité de ses liquides exposés à l'infection du voisinage. La discussion fut vive, ardente, et se prolongea pendant trois séances ; elle en avait déjà absorbé deux que l'étonnement n'était pas dissipé. Je transcris ce qui a été dit à la fin de la deuxième :

« MM. Schützenberger et Willemin renouvellent la question
« déjà formulée par M. Rigaud : Faut-il ouvrir le péritoine à la
« première période de l'inflammation, alors qu'il n'y a encore
« qu'un liquide séro-sanguinolent et que tout peut faire penser

(1) Lu à la Société de médecine de Nancy, dans la séance du 12 novembre 1874.

« que le pus n'a pas encore eu le temps de se produire? M. Kœberlé
« répond affirmativement. La continuation de la discussion est
« renvoyée à la prochaine séance. »

Cette dernière séance eut lieu le 7 février. Je pris aussitôt la
parole et je dois ici encore transcrire ce que j'ai dit moi-même,
parce que tout à l'heure je produirai des expériences en faveur
de l'opinion que j'ai alors exprimée. Je ne changerai qu'une phrase
du procès-verbal, pour plus de clarté seulement; je transcris :

« Contrairement à l'opinion émise par M. Kœberlé, M. Netter
« ne pense pas que, dans la péritonite, le danger provienne de la
« facilité avec laquelle le liquide séro-sanguinolent, sécrété par
« la séreuse, se putréfierait au voisinage des matières fécales
« contenues dans les intestins. Il rejette cette idée en s'appuyant:

« 1° Sur la rareté des péritonites idiopathiques qui devraient
« être fréquentes; car on ne voit pas pourquoi, dans l'état phy-
« siologique, le liquide sécrété normalement ne se corromprait
« pas fréquemment au contact des matières fécales des intestins;

« 2° Sur la rareté de la forme typhoïde de la péritonite et des
« symptômes *stupeur, délire*, etc., par lesquels la septicohémie se
« révèle d'ordinaire.

« M. Netter attache plus d'importance à la sérosité sécrétée au
« début de l'inflammation des séreuses, et en compare les effets
« à ceux de l'inflammation des muqueuses; il rappelle la rougeur
« et les érosions déterminées autour des narines par le liquide
« sécrété au début d'un simple coryza. La péritonite, dit-il, peut
« se propager par les capillaires engorgés, par l'irradiation ner-
« veuse, mais aussi par l'expansion des liquides et leur évapo-
« ration.

« M. Netter, en présence des nombreux succès obtenus par
« M. Kœberlé dans ses opérations d'ovariotomie, malgré l'intro-
« duction prolongée des mains, d'instruments, de tubes, etc., et
« l'irritation qu'entraînent nécessairement les manœuvres de
« l'opération elle-même, attribue ces résultats favorables au soin
« extrême avec lequel tous les liquides sont enlevés. Il conclut en
« regardant comme très-probables les idées émises par M. Kœ-
« berlé. » (Sauf, bien entendu, ajouterai-je ici, la manière dont il
a expliqué le fait, interprété par moi d'une autre manière.)

Ma variante n'eut pas plus de succès, et finalement toutes les
idées doctrinales, les unes comme les autres, furent repoussées.
Cependant deux membres éminents de la Société ont fait à ce

sujet quelques réserves, mais plutôt sous le rapport pratique. Je transcris :

« M. Herrgott partage la manière de voir de M. Kœberlé : l'in-
« dication capitale était de donner issue aussi rapidement que
« possible à la collection liquide dont la présence prolongée au-
« rait eu pour résultat infaillible d'entraîner la mort... M. Herrgott
« n'entendrait nullement appliquer ces principes aux péritonites
« puerpérales, dont les caractères distinctifs dépendent de la
« constitution humorale spéciale que présentent les malades (1). »

D'autre part, M. Rigaud s'est exprimé ainsi :

« M. Rigaud pense que tout chirurgien interviendrait pour
« favoriser l'écoulement d'un foyer purulent dont il aurait reconnu
« l'existence dans l'abdomen ; que bien peu l'oseraient en vue
« d'évacuer un simple liquide séro-sanguinolent. Toutefois,
« quand la malade paraît vouée à une mort certaine, on pourrait
« peut-être se décider à agir. » (Voir *Gaz. méd.*, Strasb., 1867.)

Depuis cette époque, j'ai souvent réfléchi à la question, et il m'a semblé que certaines idées préconçues empêchaient de voir les choses sous leur véritable jour. Ouvrir largement le ventre, y laisser pénétrer l'air largement, ce sont là des pratiques en opposition radicale avec les doctrines traditionnelles de la médecine et de la chirurgie. Cependant, les nombreux succès de certains ovariotomistes sont là pour devoir ébranler ces doctrines. Que dit-on pour accommoder les faits nouveaux avec les idées anciennes ? On dit d'abord que chez les femmes atteintes de kystes de l'ovaire ou autres altérations de ce genre, on dit que chez elles le péritoine n'est plus dans son état naturel et que les modifications subies graduellement par ce tissu, le garantissent à la longue contre l'inflammation. Mais pourquoi donc l'ovariotomie prati-quée par les chirurgiens de Paris entraîne-t-elle si souvent la péritonite ? A cela on répond qu'à Paris l'air est particulièrement malsain, et Strasbourg serait sous ce rapport particulièrement privilégié. Cette deuxième explication ne me paraît point sérieuse. Est-ce qu'à Strasbourg nous n'avons pas vu régner et les érysi-pèles, et les infections purulentes, et notamment les péritonites puerpérales ? Évidemment, ce me semble, les succès obtenus à Strasbourg ne peuvent tenir qu'à la manière de procéder, au

---

(1) Dans une séance ultérieure, M. Herrgott a encore davantage mitigé son appro-
bation, réservant l'intervention chirurgicale, même après ovariotomie, aux seuls cas
de péritonites suppurées et *circonscrites*.

modus faciendi, et, toutes choses considérées, au soin avec lequel les liquides sont enlevés aussitôt qu'ils sont sécrétés. Cela étant ainsi, et l'explication que M. Kœberlé a donnée du mécanisme de leur nocuité ne pouvant être admise pour les raisons données plus haut, force est de croire que, dans l'inflammation du péritoine, les liquides sécrétés ont naturellement des propriétés nuisibles, naturellement irritantes, au moment de leur première formation, comme la chose s'observe pour le mucus du coryza (1).

Avant de tirer de cette donnée une conséquence quelconque, il importe que je revienne sur l'opinion généralement partagée touchant une distinction radicale qui séparerait les péritonites traumatiques de celles qui ressortissent à la pathologie interne.

Je dis qu'il n'y a pas lieu de maintenir cette distinction, par la raison que les péritonites de la pathologie interne sont, elles aussi, par le fait, des péritonites traumatiques, étant d'ordinaire l'effet soit d'ulcérations intestinales creusées jusqu'au péritoine, soit de perforations, soit d'épanchements divers, soit de corps étrangers engagés dans l'appendice iléo-cœcal....; aussi toutes ces péritonites surgissent-elles d'ordinaire brusquement, apparaissant au moment même où la séreuse se trouve atteinte par la cause traumatique interne. Les péritonites dites *idiopathiques* sont tellement rares que bien des auteurs, comme on sait, en nient l'existence, et pour ma part je n'en ai jamais rencontré (2). Quant à la péritonite

(1) En compulsant tout récemment les ouvrages de pathologie externe pour rechercher si les chirurgiens n'auraient pas fait quelques observations dans ce sens, j'ai trouvé l'accident décrit par *Key* et rapporté dans Vidal de Cassis.

Il s'agit de l'opération de la hernie étranglée et du sac herniaire : un ou deux jours après l'opération, quand tout paraît bien aller, il arrive quelquefois que l'ancien sac resté dehors et dont le collet est oblitéré, s'enflamme, se remplit de fluide plastique, en même temps que se manifestent les symptômes les plus graves de la péritonite, fièvre, vomissements, face grippée..... Dans ce cas, si le chirurgien, reconnaissant la nature de l'accident, incise la tumeur et laisse le liquide s'écouler au dehors, tous les troubles disparaîtront rapidement ; qu'au contraire il se trompe et, prenant l'accident pour un retour de hernie étranglée, il pratique le taxis et, rompant ainsi sans le savoir le collet oblitéré, il refoule le liquide dans l'intérieur de l'abdomen, la péritonite se généralisera et emportera le malade.

(2) On lit dans Grisolle : « La péritonite spontanée ou primitive est une affection « excessivement rare.....; une ulcération intestinale solitaire dont la circonférence « pourrait être mesurée par la tête d'une très-petite épingle, peut provoquer une « péritonite qui *semble* spontanée. »

En admettant, ce qui ne me paraît pas démontré, que la péritonite peut être le résultat d'un simple refroidissement, la matière qui se sécrétera tout aussitôt agira comme corps étranger, augmentant et entretenant l'inflammation.

puerpérale, je dis qu'elle est également déterminée par un corps étranger consistant dans l'agent qui provient des salles des accouchées (*pus* ou *miasme*) ; cet agent ne paraît pas s'introduire dans l'organisme par la voie de l'appareil pulmonaire ; car, en dehors des femmes récemment accouchées, la péritonite n'atteint ni les élèves sages-femmes, ni même les femmes enceintes séjournant dans certaines maternités (1). L'agent paraît donc pénétrer directement dans les organes génitaux, et conséquemment, ici encore, opérer directement son effet sur la séreuse péritonéale. Ce qui est positif, c'est que, dans la péritonite puerpérale, les femmes meurent au milieu des symptômes les plus violents de l'inflammation de la séreuse, et conséquemment, s'il existe véritablement un moyen de guérir les symptômes locaux de toutes les autres péritonites, il faudrait bien se garder d'opposer des idées théoriques et préconçues à l'application du moyen dans la variété puerpérale.

Après tous ces éclaircissements, j'arrive au moyen que je propose et qui est celui-ci : dans la péritonite aiguë, faire une petite incision dans le ventre et, à travers une canule introduite dans la plaie, injecter suffisamment d'eau tiède pour produire comme une ascite artificielle ; ensuite, laisser écouler cette eau et, si une amélioration s'ensuit, répéter et renouveler les injections. Cette méthode m'a été inspirée par l'ensemble des considérations exposées ci-dessus et aussi par l'examen comparatif de la marche de la péritonite avec celle de la pleurésie ; je m'explique.

Quand une pleurésie débute par des symptômes aigus, tels que violent point de côté, forte dyspnée, fièvre intense, tous ces phénomènes s'apaisent promptement, et leur cessation ou diminution coïncide avec la formation de plus en plus marquée de l'épanchement.

Au contraire, la sérosité se sécrète-t-elle d'emblée en grande quantité, les phénomènes inflammatoires sont quasi-nuls, au point que, sans l'auscultation et la percussion, la maladie resterait latente.

Les choses se passent tout autrement dans la péritonite, j'entends parler de la péritonite aiguë : ici, jamais de période initiale latente, mais début constant par les symptômes de la plus vive inflammation. En même temps, sécheresse relative des produits de sécrétion, et lorsque de la sérosité se produit, celle-ci ne

(1) Détail caractéristique : quand, pendant les endémies puerpérales, une élève sage-femme est atteinte exceptionnellement, c'est pendant la *période menstruelle*.

remplit point la cavité abdominale ; car il n'y a jamais ascite d'emblée, comme il y a épanchement pleurétique d'emblée. A la vérité, de la sérosité peut abonder, mais seulement dans une certaine mesure et, chose importante à noter, la sérosité s'accumule alors dans les endroits déclives, de sorte que partout ailleurs les produits de sécrétion restent secs ; n'est-ce pas ainsi que se produisent les adhérences si ordinaires entre les circonvolutions intestinales ?

Ces aperçus, rapprochés de tout ce qui précède, se résument finalement en deux propositions :

1° Dans la péritonite aiguë, le liquide sécrété n'a de propriétés nuisibles qu'autant qu'il est *concentré* ;

2° Largement étendu d'eau, ce liquide perd ses propriétés nuisibles, et de là, dans cette maladie, l'indication des injections aqueuses au moyen d'une petite incision pratiquée dans l'abdomen.

Reste maintenant à vérifier ces idées expérimentalement, c'est-à-dire, et conformément aux enseignements de notre méthode scientifique moderne, déterminer une péritonite sur un animal et traiter celle-ci par le moyen proposé. Eh bien, les expériences ont déjà été faites, il y a bien longtemps, il y a plus de cent ans ; mais, autant que je sache, elles ont passé inaperçues.

Dans mes fonctions actuelles de bibliothécaire à la Faculté de médecine, j'ai l'habitude de feuilleter les livres qui me passent par les mains, surtout ceux des temps écoulés ; or, en procédant ainsi à l'égard d'un volume de 1767 (il s'agit du tome XXVII du *Journal de médecine, chirurgie, pharmacie, de Roux*), mon attention s'est portée sur le mémoire suivant, que je dois rapporter textuellement, parce qu'il me semble avoir une importance extrême à des titres multiples. L'auteur de ce mémoire était un chirurgien de notre marine, nommé *Herlin*.

Expériences sur l'ouverture de la vésicule du fiel, et sur son extirpation dans le chien et le chat, par M. HERLIN, chirurgien de la marine.

Experientia docet.

Les blessures de la vésicule du fiel, toujours mortelles par l'effet de la bile épanchée sur les viscères du bas-ventre ; les pierres qui naissent dans cette partie, qui s'engagent dans les conduits bilieux, et qui, en s'y accumulant, donnent lieu de trembler pour la vie de ceux qui en sont atteints, avaient dû engager à faire des tentatives pour remédier à ces cas désespérés; on y a peu songé : conduit par les préceptes, on s'est contenté de regarder, avec tous les auteurs, les plaies de la vésicule du fiel comme sans ressources; le seul point de vue s'est tourné du côté des accidents qui annoncent la lésion de cette partie; l'art ne s'est enrichi que du pronostic; le grand objet n'a pas été rempli. Frappé de la fatale nécessité de voir périr tous ceux chez qui la vésicule du fiel avait été ouverte, et trouvant dans les observateurs grand nombre d'exemples de personnes mortes des accidents provenant des concrétions pierreuses accumulées dans cet organe et engagées dans son conduit, je me suis déterminé à chercher quelques ressources à ces maux; je me suis imaginé qu'en pénétrant dans le ventre par une incision, j'irais chercher la vésicule du fiel, et que j'en pourrais faire la ligature et l'extirpation; je crus que ce serait avoir tout fait que d'être parvenu, par ce procédé, à arrêter l'épanchement de la bile: ce moyen me mettait également en état de tenter l'extraction des pierres de la vésicule du fiel, sans crainte; et, dans certains cas, je me voyais fondé à attaquer cet organe sans attendre son adhérence au péritoine; je présumai aussi qu'il ne me serait pas impossible de ramener les pierres engagées dans les canaux biliaires : la distension de ces conduits au-dessus de l'engagement des pierres, occasionnée par la bile accumulée et arrêtée dans ce lieu, présentait une voie aisée pour les faire remonter et les extraire. A tout cela se joignit un peu de curiosité: je pensai qu'en m'ouvrant cette voie, c'était frayer une route nouvelle et plus assurée pour connaître décisivement ce qu'on devait penser des canaux hépato-cystiques (1). Pour réaliser ces idées, j'ai eu recours à l'expérience : sans elle je voyais des difficultés sans nombre. Que n'aurait-on pas cru pouvoir me dire de la soustraction de cette bile active et concentrée, dont je privais tout à coup la machine? Les meilleurs raisonnements n'auraient pas suffi pour lever le ridicule : le fait a le droit de l'éclipser.

J'ai pris un chat : après lui avoir fait une incision *à l'abdomen*, j'ai saisi la vésicule du fiel, que j'ai liée à son col; puis je l'ai ouverte, et j'ai laissé couler dans le ventre la bile qu'elle renfermait; après quoi j'ai fait la gastroraphie, ayant eu l'attention de laisser beaucoup de distance entre chaque point de suture, et de ne les serrer que fort peu: par cette manœuvre j'ai ménagé une issue aux sucs épanchés, sans m'exposer cependant trop à l'échappement des viscères; je me réservais un second avantage, la facilité de pouvoir injecter de l'eau tiède dans le ventre : cette ablution, en étendant la bile épanchée, en affaiblit l'action, et peut être regardée comme un bain favorable qui doit contribuer à éteindre l'inflammation des viscères, déjà commencée par l'agacement de la bile.

L'animal n'a eu aucuns accidents particuliers; à l'exception du vomissement qui a peu duré, tout le reste s'est passé tranquillement: en moins de quinze jours l'animal a été parfaitement guéri.

Mais craignant qu'on ne trouvât quelques difficultés à me faire sur les suites de cette opération, à cause du défaut de cette partie bilieuse, qui prend dans la vésicule du fiel un caractère particulier, utile aux vues de l'économie

(1) On croyait encore, à cette époque, à l'existence de canaux invisibles, microscopiques, conduisant directement la bile du foie dans la vésicule.

animale, je priai M. l'Anglas, chirurgien, qui m'avait aidé dans mon opération et qui prenait soin de l'animal, de le garder encore quelque temps après sa guérison, afin de voir s'il ne se passerait rien d'extraordinaire, et si, l'animal vivant comme avant l'opération, tout se réduirait dans l'ordre accoutumé; si le ventre ne s'en trouverait pas plus paresseux. L'animal, qui avait repris son appétit, mangea de tout indistinctement, se refit parfaitement, et était dans l'état le plus naturel, lorsque je fus obligé de partir précipitamment pour Brest. Je m'étais proposé de présenter l'animal à M. Petit; ne le pouvant faire, je priai M. l'Anglas de se charger de cette commission auprès de M. Petit, afin qu'il examinât le fait.

M. Petit fut d'abord étonné, ne pouvant pas s'imaginer qu'une pareille opération ait pu réussir, il crut que je m'étais trompé, et qu'au lieu de lier le col de la vésicule, j'avais saisi quelqu'autre partie; mais l'examen de l'animal ne lui laissa plus de doute. Il trouva le col de la vésicule lié, et son corps, dont la plaie s'était cicatrisée avec les parties voisines, en partie rempli d'une humeur claire et muqueuse; ce qui fit conclure à M. Petit que l'animal n'aurait pas survécu à cet amas, quoique cette liqueur fût de nature à se résorber aisément, et que sa douceur ne pût rien présenter de bien fâcheux pour les suites. M. l'Anglas, en homme intelligent, pour trancher cette difficulté, prit le parti de répéter mon opération sur deux chiens; il la perfectionna en extirpant le sac de la vésicule du fiel, après avoir lié son col : ces deux animaux sont guéris; M. l'Anglas les a mis entre les mains de M. Thénon. M. Duchainois, à l'imitation de M. l'Anglas, a fait la même tentative sur un chien et a eu le même succès.

D'après ces expériences, ne suis-je pas en droit de conclure qu'on peut tenter l'extirpation de la vésicule du fiel sans de grands dangers; que cette découverte met en état d'aller chercher sans crainte les pierres qui sont amassées dans ce sac, ou bien arrêtées dans quelques-uns des conduits biliaires, où elles produisent souvent des accidents mortels?

Combien de jaunisses rebelles, combien de coliques bilieuses entretenues par la concrétion de la bile, que rien n'a pu détacher, et qui menacent les jours d'une infinité de malheureux qui succombent à la fin et périssent, ne vont-elles pas céder à cette opération? N'est-ce pas une ressource pour sauver la vie à ceux qui la perdent infailliblement, lorsque, par une plaie pénétrante, la vésicule du fiel a été ouverte, et laisse épancher sur les viscères la bile qui y aborde continuellement? En un mot, pour finir par le côté le moins intéressant, l'existence des conduits hépato-cystiques ne commence-t-elle pas à paraître imaginaire? du moins n'existent-ils pas dans le chien et dans le chat? Malgré ces avantages, j'avoue qu'il reste encore des difficultés; mais ce n'est pas du côté de l'opération : le point épineux est de pouvoir donner les signes qui puissent indiquer clairement, et à temps, la blessure de la vésicule et la présence des concrétions dans ce réservoir ou dans le conduit cystique. En consultant les observateurs, on trouvera peut-être de quoi se satisfaire là-dessus. MM. Morand et Sabatier ont vu un bas officier invalide qui, ayant reçu dans l'hypocondre droit un coup d'épée, fut attaqué de douleurs, de gonflement, de tension du ventre et de constipation : il survint beaucoup de fièvre; la soif était inextinguible; les saignées, les lavements, les fomentations émollientes, tout fut mis en usage inutilement. Le troisième jour, il parut à

l'aine droite une tumeur : on y reconnut un fluide épanché ; elle fut ouverte,
il en sortit environ trois onces de liqueur : c'était de la bile pure.

A chaque pansement se présentaient de nouvelles matières, et toujours de
même qualité : le malade ne survécut que peu de jours à cette opération. A
l'ouverture du cadavre, on trouva la vésicule du fiel percée (1). Stalpar-Vander-
Viel rapporte une observation à peu près semblable, qui se termina aussi
malheureusement. Mais en supposant même qu'il ne fût pas possible de trouver
des signes évidents qui pussent annoncer dans les premiers temps la blessure
de la vésicule du fiel, et que les observations qui parlent des pierres amassées
dans cette partie, ne pussent pas fournir des signes évidents propres à nous
décider avec confiance, il ne s'ensuivrait pas moins que, dans les cas douteux
et qui paraîtraient désespérés, l'opération que je propose ne pût être tentée ;
ce qu'il y a de certain, c'est que de sa nature n'étant pas mortelle, on n'aurait
rien hasardé pour les jours du malade, et que d'ailleurs, pour finir par le pré-
cepte de Celse, si rebattu et si vrai, il vaut mieux tenter un remède incertain
que d'abandonner le malade à une mort assurée : *Melius est anceps quàm
nullum experiri remedium.*

Tel est ce document, qui vient se juxtaposer si naturellement
à tout ce qui précède, et ainsi l'on voit qu'à un siècle de distance
la même pratique a été proposée contre la péritonite aiguë, à
savoir : ouvrir l'abdomen avec un instrument de chirurgie et afin
de laisser s'écouler les liquides de la cavité, et afin de pratiquer
dans celle-ci des injections aqueuses.

Nul doute ne peut exister sur la réalité des expériences que
Herlin dit avoir été faites ; il donne le nom de deux chirurgiens
qui les ont répétées ; d'autre part, c'est Jean-Louis Petit qui est
dit avoir constaté le rétablissement de l'un des animaux opérés
ainsi que les traces laissées par l'expérimentation ; comment
douter, tous ces détails se trouvant consignés dans le journal le
plus important de l'époque ?

Ces expériences ont d'autant plus de valeur, qu'elles ont porté
la plupart sur des chiens ; or, de tous les animaux, ce sont les
chiens qui sont les plus sujets à la péritonite (voir l'article *Péritonite* du Dictionnaire de médecine *vétérinaire* de d'*Arboval*) (2) ;
en second lieu, le moyen employé pour déterminer l'inflammation
de la séreuse a consisté dans la piqûre de la vésicule du fiel et la
provocation d'un épanchement de bile dans la cavité abdominale,

(1) En se reportant à l'ouvrage de Sabatier, on constate que ce malade est mort
de péritonite. « Les circonvolutions intestinales, y est-il dit, étaient prodigieusement
« distendues. Un vernis épais les collait ensemble. » (*Méd. opér.*, 2ᵉ édition, 1840,
t. I. p. 248.)

(2) Voir ce qui a été dit précédemment dans mes *Explications préliminaires*,
page 2, sur la péritonite traumatique chez le chien.

méthode la plus certaine, du moins à en juger d'après ce qui aurait lieu en semblable circonstance chez l'homme.

Ces expériences ont une portée immense : en effet, pouvoir maîtriser la péritonite d'une manière absolue, c'est permettre à l'art chirurgical d'intervenir dans une foule de circonstances où les malades meurent par des accidents abdominaux que jusqu'ici l'on n'a pas osé attaquer directement, par crainte de provoquer la péritonite (tumeurs diverses, étranglements, etc., etc.). C'est ainsi du reste que Herlin a compris les choses, puisque son but a été de remédier aux conséquences des tumeurs biliaires et des plaies de la vésicule biliaire. Comment, en 1767, un chirurgien a-t-il pu concevoir une semblable idée et si nettement qu'il institua des expériences de vérification ? Aurait-il donc rencontré personnellement un grand nombre de ces accidents et de ces lésions, si rares dans une pratique individuelle ? Non, car c'est dans les auteurs, dans Sabatier, dans Vander-Viel qu'il prend sous ce rapport les faits. Qu'est-ce donc qui l'a engagé dans cette voie ? Je crois avoir trouvé la réponse à cette question. Ces jours derniers, voulant voir dans les œuvres de Petit si ce grand chirurgien disait quelque chose de ces expériences qui avaient été portées à sa connaissance, je n'ai rien trouvé sur ce point, mais j'ai vu un remarquable travail que, six ans auparavant, en 1761, le maître a lu devant l'Académie royale de chirurgie.

Il s'agit d'un parallèle que Petit établit entre la rétention de la bile dans la vésicule et la rétention d'urine dans la vessie; formation de calculs dans l'une et l'autre circonstance et recommandation de pratiquer la cystotomie, opération pour lui analogue à la taille. Mais la cystotomie, conclut-il, ne doit être faite qu'autant que l'adhérence de la vésicule avec les tissus cutanés protégera l'opéré contre tout épanchement intérieur, et Petit insiste longuement sur les signes établissant, selon lui, l'existence de ces adhérences. On comprend le reste, Herlin a voulu pousser l'art plus loin sur ce point; de là ses expériences tendant à démontrer que les effets des épanchements biliaires peuvent être facilement conjurés et que dès lors il n'y a plus à se préoccuper des adhérences préalables. Le mémoire de Herlin fait ainsi suite à celui de Jean-Louis Petit.

De l'ensemble de tous ces faits et considérations je crois pouvoir tirer les conclusions suivantes:

1° C'est chose possible que, dans la péritonite aiguë, les injections aqueuses, pratiquées dès le début dans la cavité abdominale, enrayent brusquement la maladie.

2° Il y a lieu de reprendre les expériences de Herlin et d'en établir la contre-épreuve, c'est-à-dire répéter l'opération dans ses divers détails, sauf les injections que l'on ne pratiquerait point. Si, dans ces conditions, les animaux meurent de péritonite, il sera évident que chez eux les injections enrayent la maladie.

3° Dès maintenant, il y a lieu de pratiquer les injections chez l'homme, du moins dans tous les cas de péritonite traumatique, quand en même temps existe une plaie, soit accidentelle, soit faite chirurgicalement, permettant l'introduction d'une canule.

Les injections doivent encore être expérimentées dans les péritonites puerpérales, quand les malades sont jugées être dans un état désespéré; ceci demande quelques explications.

Dans les péritonites puerpérales, de même que dans toutes les autres variétés de l'inflammation aiguë de la séreuse, une des graves altérations consiste dans les adhérences qui s'établissent entre les circonvolutions intestinales et qui immobilisent le tube digestif, et de là, sans doute, le dégagement considérable de gaz, autrement dit le *météorisme,* cause puissante d'accablement d'une part et de dyspnée d'autre part.

Cependant ces adhérences n'étant pas encore organisées pourraient se rompre au contact de l'eau des injections, et si la distension gazeuse des intestins était un obstacle, quelques simples piqûres y remédieraient. A ce sujet, il importe de rapporter ce qui se pratique en ovariotomie dans semblables circonstances.

« Les pseudo-membranes qui, dit M. Kœberlé, agglutinent les « anses intestinales, rendent possibles entre celles-ci de petites « cavités circonscrites dans lesquelles la sérosité ou le pus peut « s'accumuler. En décollant les anses intestinales, on ouvre ces « foyers purulents et on permet au pus de s'écouler au dehors « sans intéresser pour cela le reste de la cavité péritonéale. Ces « liquides, qui ont une grande tendance à devenir septiques et « souvent fétides, ainsi qu'il arrive pour ceux placés dans le voisi- « nage du tube digestif, une fois évacués, rien n'empêche *de laver* « *le foyer* par des injections d'eau ou de solution de sulfite de « soude. De nombreux malades doivent leur salut à cette manière « d'agir. » (Kœberlé, *Gazette de Strasbourg,* 1867, p. 43) (1).

____

(1) Voir aussi là-dessus Pridgin-Teale, *De l'Ovariotomie in extremis.*

Outre la confirmation de mon idée, on voit, par ce passage, que dans le *modus faciendi* de M. Kœberlé, relativement à la péritonite, il y a par le fait deux pratiques : l'incision permettant l'écoulement des liquides, et les lotions qui les délayent. Pour en revenir à la péritonite puerpérale, je crois que, dans les cas désespérés, l'indication est de procéder comme je l'ai dit, et avec Herlin je répéterai l'adage de Celse :

Dans les cas désespérés, *melius est anceps quàm nullum experiri remedium.*

Nota. — Ce Mémoire était écrit et déjà était lu devant la Société de médecine de Nancy, quand je pris connaissance d'une petite brochure de 14 pages de l'ovariotomiste de Munich, Nussbaum, intitulée : *Die Drainagirung der Bauchhöhle und die intra-peritoneale Injection* (Drainage de la cavité abdominale et injection intra-péritonéale). Grande fut ma surprise; une révolution vient de se produire en ovariotomie. Désormais la terminaison par décès ne sera plus qu'une exception; c'est ce que proclament Nussbaum, Sims, Spencer Wels. Après l'opération, dès que de la fièvre se manifeste, on pratique une seconde ouverture abdominale, tout à fait en bas, entre le vagin et le rectum, par le pli de Douglas, et l'on place un drain dans cette seconde plaie.

Cela fait, on injecte par la plaie supérieure, soit simplement de l'eau, soit quelque soluté antiseptique, et ces injections sont renouvelées jusqu'à ce que le liquide qui s'écoulera du côté des parties génito-urinaires soit devenu tout à fait propre et inodore. (Voir aussi là-dessus Hayem, *Revue des sciences médicales, passim.*)

L'opinion aujourd'hui arrêtée en ovariotomie est exactement celle qu'a exprimée Herlin en 1767. Ouvrir le ventre, c'est chose innocente, parce qu'avec ces moyens on prévient ou l'on guérit la péritonite, et l'un des ovariotomistes, Pridgin-Teale, a déjà émis l'idée que, dans les cas de péritonite par perforation intestinale, il y aurait lieu d'inciser l'abdomen afin de procéder au nettoiement (1). (Voir Hayem, etc., *Revue.*)

(1) En présence de ces grands progrès, je suis heureux de pouvoir rapporter une opinion que j'ai encore émise, en 1867, devant la Société de médecine de Strasbourg, dans les termes suivants : « Après une opération de hernie étranglée, ne vaudrait-il « pas mieux laisser ouverte la plaie faite à la paroi abdominale, y introduire un « tube, ou même y pratiquer des injections d'eau, que de faire des efforts pour ob- « tenir une réunion par première intention ? » (*Gaz. méd., Strasb.*, 1867, page 79.)

II

De l'application de la pratique des ovariotomistes au traitement de la fièvre puerpérale (1).

Ce problème me paraît trouver sa solution dans trois ordres de considérations : morales, scientifiques, thérapeutiques.

Considérations morales. — Dans la péritonite puerpérale, le médecin a-t-il le *droit* de pratiquer une incision dans le ventre, opération sans précédent et condamnée par la tradition, celle-ci à la vérité ayant déjà reçu un démenti des faits si nombreux de l'ovariotomie? Avons-nous le droit d'inciser l'abdomen dans la péritonite puerpérale? Pour résoudre cette question, il convient d'abord de rappeler que si on n'a jamais le droit de faire sur son semblable une expérience dangereuse dans le seul but d'éclairer la science, à côté de cette défense absolue il y a pour le méde-cin un *devoir,* celui de lutter contre la maladie jusqu'au bout, jusque dans l'agonie.

Cela posé, voyons comment les choses se présentent. Suppo-sons que nous ayons devant nous deux salles d'hôpital : dans l'une on apporterait un grand nombre de femmes tout à l'heure ovariotomisées ; dans l'autre seraient reçues les femmes atteintes de fièvre puerpérale.

Dans la première de ces salles, les opérées qu'on vient d'ame-ner sont des cadavres vivants, et pour les ranimer, on leur donne toute sorte de cordiaux, champagne, etc. Tandis que quelques-unes meurent dans ce collapsus, la grande majorité se remettent, mais lentement, et pendant deux, trois semaines, surgiront les accidents les plus graves, tels que vive douleur abdominale, vo-missements continuels, pouls filiforme à 120, 140 et plus; ici, un *grave état typhoïde* survenant, par exemple, le quinzième jour après l'opération (observation de Spencer Wels, rapportée dans Sims, p. 39 : *De l'Ovariotomie,* traduit par Beigel, 1873); là, un état *pyémique* dont le diagnostic se vérifiera aussitôt avec le trocart qui fera écouler le pus; ailleurs, pertes énormes d'un liquide abdominal séro-sanguinolent à travers le pli de Douglas perforé, pertes se renouvelant journellement pendant trois semaines, un médecin ne bougeant pas du lit et la mort toujours imminente (Sims, p. 73). Et aujourd'hui toutes ces femmes guérissent; car, d'après les faits actuels, Spencer Wels, Sims, Nussbaum, pro-

(1) Lu à la Société de médecine de Nancy, dans la séance du 27 janvier 1875.

clament qu'à part celles qui succomberont dans le collapsus ou seront exceptionnellement emportées par le tétanos, toutes ré- chapperont, à condition toutefois qu'on veillera sans cesse aux collections des liquides abdominaux et à leur facile écoulement. Replacer les sondes, renfoncer le trocart, renouveler les injec- tions, les ovariotomistes, une fois l'opération terminée, n'ont plus d'autre préoccupation. En lisant leurs observations, qui sont dé- taillées heure par heure, on est à la fois émerveillé des succès et saisi d'une respectueuse admiration pour ces hommes dévoués à l'art et à la science.

Cependant si de ce consolant spectacle on se reporte à la salle à côté où l'on recevrait les fièvres puerpérales, quel lamentable contraste! A quelques exceptions près, toutes les femmes suc- combent; est-ce que ces femmes, traitées la grande majorité in- fructueusement par les remèdes ordinaires, n'ont pas de même dans le ventre du liquide séro-sanguinolent ou du pus? Le pé- ritoine, a dit Velpeau, sécrète alors une sérosité plastique, quel- quefois d'une âcreté telle qu'elle suffit pour enflammer les parties qu'elle baigne. (*Bulletin de l'Académie de médecine*, 1858, p. 742.) Et en admettant que ce liquide ne renfermât aucun principe nui- sible, naturel ou acquis par fermentation, est-ce que ce liquide hétérogène, séjournant dans la cavité péritonéale, ne constitue pas pour la séreuse un véritable corps étranger? Est-ce que la séreuse péritonéale n'est donc pas un tissu que le moindre con- tact hétérogène irrite de la façon la plus vive? De là, la ques- tion thérapeutique : faut-il, ici aussi, réagir contre ce liquide, soit en le faisant écouler, soit en le délayant dans une suffisante quantité d'eau? Mais si nous nous trompions dans nos apprécia- tions et si une première expérience était rapidement suivie de la mort, quelle responsabilité nous encourrions! Oui, mais si nous n'opérons point et qu'un jour l'intervention chirurgicale soit reconnue être la véritable méthode, quels reproches nous mé- riterait le retard apporté dans l'expérimentation! Et mainte- nant que la question est soulevée, ces perplexités s'imposent, ce me semble, à tous; or, je crois pouvoir les dissiper en développant les autres considérations annoncées, celles scientifiques et pra- tiques.

Considérations scientifiques. — La méthode des ovariotomistes relativement aux accidents consécutifs de leurs opérations, se compose par le fait d'actes multiples : ponctions successives avec le trocart à travers le pli de Douglas, placement de tubes et de drains, injections répétées par la plaie supérieure; or, en ovariotomie même, tout cela est-il indispensable? En d'autres termes, quelle est la valeur de la théorie sur laquelle toutes ces pratiques sont basées? C'est ici la question à examiner; car si cette théorie devait être reconnue ou fausse ou bien seulement exagérée, la pratique qu'on en a déduite pourrait être simplifiée d'autant. Quelle est cette théorie? Rien de plus simple; car elle consiste seulement en deux propositions.

Première proposition. — Après l'opération, toute collection de liquide, que ce soit du pus ou un sérum sanguinolent, voire même seulement du sérum plus abondant que d'ordinaire, toute collection anormale de liquide constitue un grave danger. (Voir Spencer Wels, Sims, Nussbaum, Kœberlé...)

Seconde proposition. — Les effets déterminés par ces liquides (et ici j'appelle particulièrement l'attention) tiendraient uniquement à l'absorption qui aussitôt s'en empare, et de là aussitôt une infection du sang, un empoisonnement du sang. C'est en un mot la *septicémie* qui serait la cause ordinaire de la mort. (Voir les auteurs cités.)

Tels sont les deux principes qui dirigent la pratique des ovariotomistes, et de là l'indication pressante de faire tout d'abord ce que l'on appelle *la toilette* du paquet intestinal, de manière à le nettoyer de toute matière susceptible de se putréfier; de là aussi l'indication de ne pas laisser séjourner un seul instant les liquides dans la cavité péritonéale; de là enfin les tubes, les drains, les contre-ouvertures et les continuelles chasses d'eau à travers le ventre.

Et maintenant, énumérons, pour les apprécier, les faits sur lesquels cette théorie est basée.

a) Le liquide péritonéal, mouillant les doigts de l'opérateur, déterminerait sous les ongles une vive irritation, *einen scharfen irritirenden Effect auf die Haut* (Sims, p. 13).

b) Dans les états fébriles les plus graves survenant à la suite des opérations, dès que l'on fait écouler les liquides de l'abdomen, ou bien que l'on injecte de l'eau dans sa cavité, tout aussitôt, instantanément, une grande amélioration se produit. Tous les ovariotomistes sont d'accord là-dessus, et dès 1855, cette coïncidence a été notée par le célèbre *Pearle,* qui le premier a pratiqué les injections. A la suite de l'injection, dit-il, la femme très-gravement malade s'est trouvée *rafraîchie* comme si, selon ses propres expressions, elle avait pris un bain, et devint toute joyeuse : *froh und natürlich* (voir l'observation dans Sims, p. 47). Cette subite amélioration, constatée aussi par Kœberlé dans le fait déjà résumé, est également attestée en termes saisissants par Spencer Wels, Sims et Nussbaum, conformément à leurs observations personnelles.

Quatrième cas de Spencer Wels. — État typhoïde très-grave : ponction et écoulement de liquide ; pouls tombant aussitôt de 112 à 95 et 92. Quelques jours après, rechute dans l'état typhoïde : nouvelle ponction éliminatrice ; amélioration rapide (*rasch*) dans l'état général.

De son côté, Sims, à l'occasion de semblables faits, se résume ainsi : Ce fut chose merveilleuse (*höchst merkwürdig*) combien vite les symptômes les plus menaçants se dissipèrent! Il faut avoir vu soi-même cette rapidité d'effets, ajoute-t-il, pour s'en faire une idée (page 65).

Nussbaum, à son tour, s'exprime là-dessus tout aussi énergiquement.

Les choses étant ainsi, je dis que la collection liquide vénéneuse, poison, *Gift,* comme disent les auteurs, doit tout d'abord être considérée comme un poison de la nature des *irritants*, agissant par conséquent localement, irritant le péritoine, et conséquemment encore les autres symptômes, vomissement, fièvre...., doivent être envisagés comme des phénomènes sympathiques, réflexes : comment comprendre le mécanisme autrement, en présence de la subite amélioration qu'amène soit l'écoulement de la collection au dehors, soit sa simple dilution dans l'eau des injections, comme on l'a vu dans le fait cité de Pearle? Eh bien, chose au premier abord incompréhensible, les ovariotomistes suivent à ce sujet une tout autre théorie. Ce poison qu'il suffit d'enlever de place pour soulager l'économie, ce poison qui irrite les doigts de l'opérateur, ce poison si évidemment irritant, n'a à leurs yeux aucune action sur la séreuse péritonéale, sur la séreuse sur laquelle il est appliqué. Ce poison ne serait nuisible qu'après absorption, et c'est la septicémie qui tuerait. La septicémie, l'idole du jour, préoccupe seule les ovariotomistes. Quel est donc le fait qui a éveillé et enraciné cette idée? Voici :

c) Une opération d'ovariotomie, avec ses longues et pénibles pratiques, constitue pour l'organisme, comme chacun sait, une atteinte violente, un *choc*, comme on dit en anglais. Or, ce choc a des conséquences de deux sortes, l'une connue, l'autre non encore signalée, que je sache. L'effet déjà noté par les observateurs, c'est, dans un certain nombre de cas, la mort par collapsus immédiat; l'autre effet, sur lequel j'appellerai l'attention, consiste dans la manière dont l'organisme réagit d'ordinaire contre ce choc, je veux parler d'un caractère particulier qu'offrira l'inflammation péritonéale survenant au sein de cette atonie. Très-souvent alors divers symptômes de la péritonite ne seront accentués que faiblement, et dans les autopsies on ne rencontrera ni adhérences, ni fibrine coagulée. Un liquide péritonéal séro-sanguinolent sera la seule manifestation de cette inflammation; mais les ovariotomistes n'ont pas vu et n'envisagent pas encore ainsi les choses; car, pour eux, il n'y a péritonite qu'autant que l'autopsie montre la fibrine coagulée, et comme très-souvent cette production fait défaut, ils se sont hâtés d'invoquer la septicémie, suite de l'absorption supposée des liquides. C'est ainsi que notamment Sims et, après lui, Nussbaum présentent les choses. Sims, analysant quarante nécrologies établies par Spencel Wels, insiste sur l'absence fréquente des lésions caractéristiques de la péritonite. Un liquide plus ou moins abondant est le seul fait constaté; donc, selon lui, ce liquide doit agir en infectant le sang. Cependant cette explication se trouve jurer avec les propriétés quasi-corrosives attribuées par les mêmes auteurs à ces liquides. Pourquoi donc ces liquides qui irritent les doigts de l'opérateur n'irriteraient-ils point la séreuse péritonéale? D'autre part, si les malades mouraient par empoisonnement du sang, est-ce que l'écoulement des liquides abdominaux pourrait donner lieu à une amélioration instantanée et considérable dans l'état général? Évidemment, ce me semble, les liquides agissent comme des poisons irritants, c'est-à-dire localement, et les symptômes gastriques, pyrétiques, nerveux, sont des phénomènes réflexes. Voici au surplus un fait qui s'est passé à Paris et qui montre comment, en présence des résultats d'une même autopsie, les appréciations peuvent différer.

En 1864, Nélaton, pratiquant une ovariotomie, fut assisté de Sims. Vingt-quatre heures après l'opération, la femme était au plus mal. Sims proposa la contre-ouverture par le pli de Douglas, mais Nélaton s'y refusa. La malade mourut, et à l'autopsie on trouva seulement du liquide séro-sanguinolent; or, tandis que, d'après Sims, la mort aurait eu lieu par septicémie, pour Nélaton, il y a eu *péritonite aplastique,* termes dont il s'est servi d'après Sims (voir Sims, p. 50).

De cette analyse je crois pouvoir tirer les conclusions suivantes :

1° La septicémie, considérée par les ovariotomistes comme une cause fréquente de décès, est une illusion, et leur théorie, envisagée dans son ensemble, est fausse.

2° Leur pratique ayant été systématisée d'après cette théorie, et cette pratique se composant d'actes divers (placement de tubes, contre-ouvertures, injections d'eau), il est probable que cette pratique pourrait être simplifiée.

3° L'injection d'une quantité abondante d'eau délayant le liquide abdominal qui est un poison irritant, suffira peut-être pour en annihiler l'action. En d'autres termes, il faudrait peut-être procéder comme a fait Herlin dans ses expériences sur les animaux, c'est-à-dire, aussitôt après l'opération, remettre le tout en place sans longue toilette, réunir la plaie par des sutures éloignées et injecter de l'eau tiède.

Remarque. — Je crois qu'en remplissant tout de suite la cavité péritonéale d'eau, sans laisser rien écouler au dehors, cela suffirait et point ne serait besoin de renouveler les injections, opinion que je base sur une observation faite par Nussbaum. Cet opérateur a appliqué certain conseil donné par Sims, celui de pratiquer la contre-ouverture par le pli de Douglas aussitôt après l'extirpation du kyste et de procéder aux injections sans désemparer, sans attendre que la fièvre se déclare, par mesure préventive. Nussbaum aujourd'hui agit ainsi; or, il a fait la remarque que c'est dans les *trois premières heures* qui suivent l'opération que les bons effets des injections se produisent. D'après cela, il semblerait que, dans les irritations du péritoine, ce sont les premiers liquides sécrétés par la séreuse qui ont seuls des propriétés âcres, tandis que les sécrétions ultérieures, étant plus aqueuses, n'auraient plus ce caractère. Cette explication concorde avec ce que j'ai dit précédemment des pleurésies, dans lesquelles l'acuité des symptômes cède et disparaît au fur et à mesure que les épanchements augmentent. Bref, créer une ascite artificielle serait la véritable méthode pour prévenir et guérir la péritonite.

Je reviens à la fièvre puerpérale. Si les précédentes déductions sont fondées, et n'auraient-elles qu'un caractère de plausibilité, il n'y a pas lieu, relativement à la fièvre puerpérale, du moins dans les premiers essais, de se préoccuper tout d'abord de tubes et de contre-ouvertures, mais seulement d'amener par un moyen quelconque une suffisante quantité d'eau dans la cavité péritonéale, afin d'y délayer le poison irritant. Est-ce donc que, dans la fièvre puerpérale, les produits péritonéaux peuvent ne pas être de nature irritante, produits séjournant dans le voisinage et des lochies fétides et des ovaires abcédés, sans compter la présence de l'agent contagieux, cause première du mal? Il n'y a pas que Velpeau qui ait affirmé les propriétés âcres de ces liquides. En recherchant dans les discours prononcés en 1858 à l'Académie de médecine ce que d'autres auront pu avoir dit dans ce sens, je viens de lire, à mon grand étonnement, qu'à cette époque M. Jules Guérin a fait ouvrir à l'Institut un pli cacheté qu'il y avait déposé déjà en 1846 relativement à ce sujet, et, chose assez piquante, il a précisément recommandé et l'incision abdominale et les injections d'eau tiède. Ainsi, l'idée émise en 1767 par Herlin n'a pas fait que reparaître tout récemment dans les entreprises des ovariotomistes et c'est dans l'intervalle encore qu'elle a surgi. L'avenir décidera la question de priorité et saura faire la part de chacun; en attendant, c'est ici de la démonstration de l'utilité de la méthode dans la fièvre puerpérale qu'il s'agit. Objectera-t-on qu'ici l'élément péritonéal ne serait pas tout et qu'en plus il y aurait une altération générale du sang? Je répondrai que c'est là purement une vue de l'esprit, ne répondant nullement aux données matérielles, comme l'a démontré un homme compétent, Cruveilhier. L'absorption des agents putrides ou purulents par les veines, a dit l'anatomo-pathologiste, est, dans la fièvre puerpérale, incomparablement rare (*sic*) par rapport à l'absorption par les lymphatiques; et cette dernière n'a pas, selon lui, grande importance, les agents ainsi transportés s'arrêtant dans les ganglions et y perdant leurs propriétés nuisibles. Le fait est que les indices ordinaires de l'altération générale du sang (désordres dans le foie et les poumons) sont ici des exceptions, à ce point que, dans le cours des épidémies observées à Strasbourg (thèses de Sieffermann et de Gustave Lévy), malgré les nombreuses autopsies relatées, c'est seulement une fois qu'on trouve notées des collections purulentes dans un poumon.

En résumé, et comme conclusion de cette discussion scientifique, je poserai à mes confrères la question suivante : Dans la fièvre puerpérale, est-ce chose possible qu'en amenant par un moyen quelconque une suffisante quantité d'eau dans la cavité péritonéale, on enraye brusquement tous les accidents, effet immédiat que les ovariotomistes obtiennent de leur côté? Cette analogie est-elle dans la possibilité des choses? Si vous répondez par l'affirmative, je dis que vous êtes tenus de vous engager dans la vérification. Et en effet, veuillez remarquer ceci : quand, il y a une vingtaine d'années, quelques chirurgiens entreprirent pour la première fois l'ovariotomie, ce fut à tout hasard, sans nul précédent propre à les guider, et leur seule excuse contre les reproches de cruauté dont on les accablait alors portait sur l'état des malheureuses femmes que leur infirmité conduisait fatalement à la mort au milieu des plus vives souffrances. Or, aujourd'hui que le succès a couronné ces tentatives, aujourd'hui que ces opérations, devenues si nombreuses, constituent par le fait un faisceau d'expériences d'ouverture du ventre sur l'homme vivant, nous, en face de la fièvre puerpérale, fléau des maternités, nous continuerions à nous croiser les bras, nonobstant le précédent établi! Non; et je crois pouvoir conclure que la science commande, impose les nouveaux essais, de sorte qu'il ne reste plus qu'à régler la manière dont ceux-ci doivent être institués afin de ne rien compromettre; c'est ce que je vais tâcher d'élucider dans quelques dernières considérations.

Considérations thérapeutiques. — En thérapeutique, quand il s'agit d'essayer une médication nouvelle offrant à tort ou à raison quelque danger, la règle constante doit être de procéder par *tâtonnement;* quelque solides que nous paraissent les raisonnements desquels nous aurons déduit les indications, nous devons toujours nous défier de nos raisonnements; car si déjà, dans les expériences scientifiques que nous faisons sur les animaux, la méthode expérimentale exige le doute relativement aux idées que nous vérifions, combien à plus forte raison devons-nous être sous ce rapport circonspects quand la vie humaine est en jeu. En thérapeutique, dans les essais nouveaux, le tâtonnement, je le répète, doit être la règle.

Cela encore posé, et l'indication étant ici de faire pénétrer de l'eau dans la cavité péritonéale, il faut songer à certaines voies indirectes en même temps qu'à la voie directe après incision.

Les voies indirectes sont de deux sortes, celle par absorption ordinaire et celle par injection dans les veines. Or, à propos de la voie par absorption ordinaire, en compulsant ces jours derniers les écrits sur la fièvre puerpérale, j'ai vu qu'en 1857 Hervez de Chégoin avait prétendu dissiper les symptômes les plus graves en injectant de l'eau tiède tout simplement dans l'*utérus*. Il y aurait lieu de reprendre ces expériences, mais avec la précaution d'établir *une irrigation continue,* afin que simultanément les lochies fétides étant entraînées au dehors, une suffisante quantité d'eau se trouve en permanence dans le fond de la matrice, réservoir pour l'absorption.

Injection d'eau dans les veines. — On sait qu'avec ce moyen, dans le choléra, on ressuscite passagèrement et en quelque sorte à volonté les agonisants, quelques-uns même de ceux-ci guérissent ainsi définitivement; or, pourquoi ne procéderait-on pas de cette manière chez les agonisantes de fièvre puerpérale, mesure d'autant mieux indiquée que certaines ressemblances entre les deux affections conduisent parfois à des erreurs de diagnostic. Les injections dans les veines étant déjà dans les usages médicaux, on pourrait y recourir bien antérieurement à l'agonie; si véritablement la conservation de la vie doit s'obtenir avec l'arrivée d'une suffisante quantité d'eau dans le ventre, il y a lieu, je crois, de s'attendre à ce que la nature y conduira le liquide que l'on aura injecté soit par les vaisseaux, soit par la matrice, ce dont on s'assurerait par la percussion abdominale.

Injection directe dans la cavité péritonéale. — Supposons qu'une femme atteinte de fièvre puerpérale reçoive accidentellement une blessure pénétrant dans l'abdomen, je pense que maintenant on profiterait de l'occasion pour pratiquer ces injections, et par conséquent dans mon sujet toute la question se réduit à savoir si l'art peut oui ou non faire l'ouverture. Voici ce que je propose : Dans le cas où l'on recourt au vésicatoire pour provoquer un érysipèle curatif (voir mes précédentes communications), si l'érysipèle ne se produit point, on ferait une petite ouverture dans l'idée de déterminer cet effet avec les liquides âcres qui s'écouleront, comme la chose se voit dans les observations de M. Kœberlé. L'ouverture serait faite dans un endroit déclive et l'on profiterait de cette occasion pour remplacer au fur et à mesure le liquide qui s'écoulera par l'eau que l'on injectera. Je ne puis admettre qu'une opération aussi simple soit impraticable, et qui sait si dans cette circonstance aussi quelque amélioration ne se produira point. Pour ce qui concerne l'objection relative aux adhérences, il n'est pas démontré que, pendant la vie, elles sont aussi solides que celles qu'on trouve dans les autopsies vingt-quatre heures après la mort. Au surplus, les adhérences n'existent pas dans tous les cas (voir les autopsies *in* thèse de Sieffermann, observations II, III, IV, X, etc.).

Dans ma pensée, toutes ces tentatives, injection directe dans l'abdomen, injection dans les veines, irrigations continues dans l'utérus, seraient à la fois des essais thérapeutiques et des expériences scientifiques, essais entrepris dans le double but de guérison et d'éclaircissement sur la nature de la maladie. En instituant ces essais pendant une endémie puerpérale, simultanément, sur des sujets divers, on saurait bientôt ce qui en est de leur efficacité, et alors, en cas de production d'une amélioration immédiate, on agirait selon le cours des événements et l'on interviendrait au besoin avec des incisions étendues, avec des tubes, des drains, des contre-ouvertures; ajoutons que si ces premiers essais donnaient des résultats favorables, justifiant l'idée qui les a inspirés, on serait conduit à rapprocher le moment de l'intervention chirurgicale du moment de l'invasion, de manière à prévenir toute formation d'adhérences; c'est en un mot le tâtonnement continué qui fixerait la véritable méthode.

Je dirai, en terminant, que les considérations thérapeutiques, scientifiques, morales, que je viens de développer, se trouvent concorder pour l'application immédiate de la pratique des ovariotomistes à la fièvre puerpérale, bien entendu, avec les modifications indiquées.

Nota. — Le numéro des *Archives générales de médecine* qui vient de paraître (1ᵉʳ février) renferme un mémoire de M. Baizeau, intitulé : *De la rupture spontanée de l'ombilic à la suite de péritonite purulente.* Dans deux observations relatées, il s'agit d'enfants, atteints de péritonite, qui, après avoir eu un épanchement purulent dans la cavité abdominale, ont été guéris par l'issue spontanée de ce liquide, l'application d'un drain et les injections péritonéales. « Sur-le-champ, dit l'auteur, il se produisit un « changement favorable dans l'état général et du côté du péri- « toine. »

Déjà un autre médecin, M. Second-Féréol, avait rassemblé dans sa thèse inaugurale (*De la perforation de la paroi abdominale antérieure dans les péritonites;* Paris, 1859) quelques exemples d'épanchements analogues avec issue du liquide à l'extérieur, et particularité à noter, *chez des femmes atteintes de fièvre puerpérale.* Entre autres observations, il y a celle d'une dame qui a passé par les phases suivantes : accidents puerpéraux à partir du lendemain des couches; constatation de la fluctuation abdominale le 13ᵉ jour; paracentèse et écoulement de 6 livres d'un liquide épais, visqueux et fétide avec grumeaux caséeux : amélioration immédiate. — Après cela, rechute de péritonite extrêmement grave : saillie de l'ombilic; incision : écoulement de liquide très-abondant, etc. Guérison.

On vient aussi de me signaler une autre thèse : *Quelques considérations sur le péritoine au point de vue chirurgical,* par M. Stephanesco (Strasbourg, 1870). Entre autres faits, il s'agit d'expériences sur les chiens : « Velpeau, dit l'auteur, injecta « dans le péritoine de plusieurs chiens 10, 15, 20 grammes de « teinture d'iode; seulement *les proportions d'eau furent va-* « *riables,* et il constata que ceux qui moururent succombèrent « à une péritonite, parce que la teinture entrait dans la solution « pour $^1/_2$ et $^1/_3$, tandis que ceux qui subirent l'injection avec « un mélange de 1 partie de teinture sur 6 et 7 d'eau, survé- « curent. »

Enfin, j'appellerai l'attention sur l'expérience suivante, relatée dans la même thèse : « Un chirurgien espagnol ouvrit le ventre « d'un chien, puis piqua la vésicule biliaire, qui était remplie (car « l'animal n'avait rien mangé avant l'opération); aussitôt suivirent « les symptômes de péritonite, d'abord localisés à l'hypochondre « droit, puis se généralisant en peu de temps; sur quoi le chirur- « gien poussa une injection d'eau tiède dans la cavité abdominale. « *Peu après, les phénomènes inflammatoires se calmèrent, et l'ani-* « *mal se remit.* » (Thèse, page 38.)

Ces brillants résultats des injections d'eau, amélioration immédiate, guérison, s'expliquent, peut-être, tout naturellement du point de vue de certaines lésions anatomiques constatées dans la péritonite. En effet, la séreuse enflammée subit un *mouvement de retrait* (voir Grisolle), et cette sorte de *spasme* devient permanent, au point que le tube digestif se raccourcit d'une manière fort sensible (Grisolle). D'autre part, lorsque les malades succombent à une époque très-voisine du début, comme 12 ou 24 heures, le péritoine est sec ou *poisseux* au toucher, et cet état poisseux est dû, dit Grisolle, à la sécrétion d'un produit albuminofibreux. Partant de là, ne peut-on pas admettre que la rétraction du péritoine est un effet d'*irritation*, entretenu par la présence de la matière sécrétée qui adhère à la séreuse, et conséquemment, en injectant de l'eau tiède, on aurait le double avantage et d'apaiser ce spasme directement et de délayer la matière qui en est la cause ?

Nancy. — Imprimerie Berger-Levrault et Cⁱᵉ.

www.ingramcontent.com/pod-product-compliance
Ingram Content Group UK Ltd.
Pitfield, Milton Keynes, MK11 3LW, UK
UKHW022356120726
13694UKWH00005B/1910